Militärärztliche
Kriegserinnerungen
an 1866 und 1870/71.

Von

Dr. M. Peltzer,
Generaloberarzt a. D. in Berlin-Steglitz,
zuletzt Garnisonarzt in Berlin.

Mit einer Karte.

1914
Springer-Verlag Berlin Heidelberg GmbH

Alle Rechte vorbehalten!

ISBN 978-3-662-23282-8   ISBN 978-3-662-25313-7 (eBook)
DOI 10.1007/978-3-662-25313-7

Nicht lange mehr, und Preußen gedenkt der 50 jährigen Wiederkehr des Schlachttages von Königgrätz im Jahre 1866. Nur wenige Jahre danach feiert Deutschland die Siege von 70/71. Wer weiß, ob meine Augen selbst das erste dieser Erinnerungsjahre noch sehen werden, denn ich bin alt und „schnell tritt der Tod den Menschen an, es ist ihm keine Frist gegeben". Wenn ich also in meiner Eigenschaft als einer der ältesten noch lebenden militärärztlichen Kriegsteilnehmer an beiden Feldzügen infolge wiederholt an mich herangetretener Aufforderungen meine nicht ganz uninteressanten Erinnerungen an diese noch rechtzeitig zu Papier bringen will, so darf ich damit nicht mehr allzulange zögern, sondern muß mich etwas beeilen, ehe es zu spät wird. Was hiermit geschieht. Und zwar habe ich meine Erinnerungen in 3 typischen Bildern derartig bearbeitet, daß — militärärztlich gesprochen — der eine Feldzug nicht von dem andern getrennt werden kann, vielmehr die Erfahrungen von 70/71 erst durch die von 1866 in das rechte Licht gerückt werden. Die 3 Typen sind: Horsitz in Österreich (Böhmen), Mannheim in Deutschland (Baden) und Nancy in Frankreich (Lothringen). Ich glaube nicht fehl zu gehen, wenn ich annehme, daß namentlich meine im Kriege gegen Frankreich dienstlich gesammelten Beobachtungen und Erfahrungen als Etappenarzt später den Hauptgrund dafür abgaben, daß ich zur

Medizinalabteilung des Kriegsministeriums kommandiert und in dieser höheren Orts zur Mitarbeit an unserer ersten Kriegssanitätsordnung vom 10. 1. 78[1]) herangezogen wurde. Leider muß ich im folgenden mehr als mir lieb ist, von mir in der ersten Person sprechen, es liegt dies aber daran, daß ich besonders im letzten der in Rede stehenden Feldzüge schon verhältnismäßig früh selbständig und sozusagen auf einen vorgeschobenen Posten gestellt wurde, sodaß ich vielfach auch nur von mir selbst sprechen kann. Das Verdienst anderer, an der Sache Beteiligter soll dabei selbstredend nicht geschmälert oder gar verschwiegen, sondern gebührend gewürdigt werden. Für die Zuverlässigkeit meiner Angaben bürgen die von mir 66 und 70/71 angelegten Akten.

Horsitz (Böhmen).

Ich war 1866 nach vorher bestandenem Staatsexamen noch nicht lange als Unterarzt zum Füsilier-Bataillon des Infanterie-Regiments Nr. 24 nach Havelberg versetzt und bald darauf zum Assistenzarzt ernannt worden, als der Mobilmachungsbefehl kam. Mein Stabsarzt Holtzinger, dem ich noch heute über das Grab hinaus ein liebevolles und dankbares Andenken bewahre, wurde alsbald nach Berlin kommandiert, um dort bei den ärztlichen Massenuntersuchungen der eingezogenen Reservisten mit tätig zu sein, sodaß ich als einziger Arzt meines Bataillons in Havelberg zurückblieb. Irgendwelche Diensterfahrung hatte ich natürlich noch nicht und konnte ich auch nicht haben, aber Not lehrt beten. Als die Reservisten eintrafen, die

---

1) Die zweite, den Anforderungen und Fortschritten der Neuzeit Rechnung tragende, jetzt giltige Kriegssanitätsordnung datiert vom 27. Januar 1908.

das Bataillon kriegsstark machen sollten, fiel mir allein die Aufgabe zu, sie militärärztlich auf Felddienstfähigkeit bzw. Dienstunfähigkeit zu untersuchen. Aus dieser Zeit sind mir besonders zwei Vorkommnisse im Gedächtnis geblieben, die mir noch heute lebendig vor Augen stehen. Zu mir kam ein Zivilist, der mich anscheinend als Privatpatient aufsuchen wollte. Nach längerer Vorrede ließ er die Bemerkung fallen, daß er auf dem Kopf eine Geschwulst habe, die es ihm unmöglich mache, dauernd den Helm zu tragen. „Wenn ich nicht so sei", fügte er hinzu, „sei er auch nicht so". Damit gab er sich als einen der besagten Reservisten zu erkennen, der es versuchte, auf diese Weise frei zu kommen. Ich wies ihm die Tür mit dem Bemerken, daß sich das Weitere bei der für den nächsten Morgen befohlenen ärztlichen Untersuchung finden würde. Nach seinem Weggang fand ich auf dem Fensterbrett meiner Wohnung mehrere Taler liegen, die ich sofort dem Garnisonkommando (Major von Krohn) übergab. Bei dieser Übergabe konnte ich, da auch andere Leute bei mir gewesen waren, nur den Verdacht aussprechen, daß das Geld wahrscheinlich von dem eben bezeichneten Manne herrühre. Anderen Tags bei der Untersuchung befragt, ob er vielleicht bei mir etwas vergessen habe, leugnete er hartnäckig und mußte, weil vollkommen felddienstfähig, eingestellt werden. Er ist später gefallen. Näher ging mir das Schicksal eines meiner früheren Schulkameraden, mit dem ich mich stets gut gestanden hatte, dem ich aber diesmal auch nicht helfen konnte. Ebenfalls eingezogen, besuchte er mich privatim gleichfalls am Tage vor der allgemeinen Untersuchung und klagte mir dabei, daß er eine so sichere Todesahnung habe, daß für ihn kein Zweifel sei, er würde die Heimat nicht lebendig wiedersehen. Vielleicht würde ich einen Fehler an ihm entdecken können, der seine Felddienstfähigkeit ausschlösse. Auch er mußte mit, und einer der ersten Toten, die ich in Böhmen sah, war mein Schulkamerad. Eine Kugel hatte ihn mitten vor die Stirn getroffen.

Das Bataillon war noch mit seiner Mobilmachung beschäftigt, als mir der Befehl zuging, sofort zu dem der 1. Armee zugeteilten 1. schweren Feldlazarett 3. Armeekorps zu stoßen, das soeben in Berlin aufgestellt wurde und sich marschbereit machte[1]). Nach Beendigung meiner persönlichen Ausrüstung konnte ich mir sodann, wie alle meine anderen Kameraden und Kollegen, von den gestellten Rosinanten, lauter rohe, ungerittene Pferde, die mir am geeignetsten scheinende als Reittier aussuchen, obwohl ich bis dahin noch nie auf einem Pferde gesessen hatte und auch nicht den geringsten Pferdeverstand besaß. Beides erwarb ich mir erst sehr viel später auf eigene Kosten, während die Studierenden der Kaiser-Wilhelms-Akademie für das militärärztliche Bildungswesen heute vorschriftsmäßig zwei Reitkurse erhalten, ehe sie in die Armee eintreten.

Das mobile Feldlazarett marschierte nunmehr zunächst nach Kottbus, wo es jedoch längere Zeit liegen bleiben mußte (die einzelnen Daten weiß ich nicht mehr), um die

---

[1]) Jeder Division (auch der Kavallerie) folgte ein leichtes Feldlazarett mit einer Krankenträgersektion; jedes Armeekorps verfügte über 3, in je 3 selbständig zu verwendende Sektionen teilbare schwere Feldlazarette zur ersten Lagerung von 400 und Verpflegung von 600 Verwundeten oder Kranken. Die leichten Feldlazarette entsprachen dem Vorbilde der „ambulances volantes" oder fliegenden Feldlazarette der Napoleonischen Armee. Konsultierende Chirurgen für sämtliche Lazarette waren 1866 u. a. Langenbeck, Wilms und Bardeleben.

zahlreichen Marschkranken, die sich daselbst angesammelt hatten, zu versorgen und sobald wie möglich ihren Truppenteilen wieder nachzusenden. Pastor Kobligk hatte das Vergnügen, mich zu beherbergen. Ich glaube, es dauerte 14 Tage, ehe wir wieder abrücken konnten. Kurz vorher besuchte ich schnell noch das nahe Bad Muskau und den Park des Fürsten Pückler in Branitz, dann bestieg ich — „ritt" kann ich nicht sagen — zur Probe noch einmal meinen Pegasus und schlängelte mich mit ihm durch die Straßen. Da kam ein Regiment. Ein Paukenschlag — schon lag ich auf dem Pflaster, während der Gaul wie von Furien gepeitscht weiter raste! Der Fall hat mir glücklicherweise nichts geschadet, mein Renner aber, der schließlich wieder eingefangen und zurückgebracht wurde, hatte sich bei dem höchst überflüssigen Wettlauf zwar nicht die Schwindsucht, wohl aber eine Lungenentzündung geholt, mußte lange stehen und hat mich nach seiner Genesung, ein geduldiger Brauner, bis nahe vor Königgrätz getragen, ohne je wieder zu scheuen. Der Schreck und die Krankheit waren ihm denn doch in die Glieder gefahren und hatten aus dem wilden Tier ein Lamm gemacht. Auf diesem bin ich dann oft an der Seite des damaligen Stabsarztes, unseres späteren unvergeßlichen Chefs v. Coler, dessen Goldfuchs unablässig tänzelte, geritten. Was er als Generalstabsarzt der Armee und Chef des Sanitätskorps für dieses geworden, gehört der Geschichte des letzteren an. Ich aber schätze mich noch heute glücklich, daß ich ihm später nicht nur dienstlich, sondern auch privatim und menschlich auf wiederholten gemeinsamen Reisen in die Schweiz, den Teutoburger Wald und an den Rhein näher treten durfte. Besonders interessierte er sich für die Stelle der Varusschlacht im Teutoburger Wald.

Von Kottbus marschierte das Lazarett weiter über die Herrnhuter Kolonie Niesky und das Wallensteinsche Friedland in Böhmen nach Reichenberg, von wo es infolge des Nachtgefechts bei Podol (24.—27. Juni) am 27. eine Sektion nach Goldenstern und eine zweite nach Liebenau abgeben mußte. Am 29. Juni abends, nach dem Gefecht der 5. Division bei Jicin (Gitschin), traf beim Lazarett der Befehl ein, die Verwundeten an ein Lazarett des 4. Armeekorps abzugeben und sich selbst zum Weitervorrücken bereit zu halten. In der Nacht vom 1. zum 2. Juli mußte darauf nach Libun vorgegangen werden. Hier am 2. Juli eingetroffen, wurde das Lazarett alsbald wieder von einem anderen abgelöst und nach Jicin beordert, wo bis zum Abend die 1. und 3. Sektion des Lazaretts eintraf. Letztere hatte ihre Verwundeten vom 27. Juni von Goldenstern inzwischen nach Liebenau gefahren und 13 Schwerverletzte, die nicht gefahren werden konnten, unter ärztlicher Begleitung dorthin tragen lassen. Am 3. Juli wurde auf dem Marktplatz in Jicin biwakiert, am Abend des 4. kam der Befehl, sofort nach Horic (sprich Horsitz), nicht weit von Königgrätz, vorzurücken. Wir Aerzte ritten voraus und trafen schon um Mitternacht daselbst ein. Bald darauf kam auch der übrige Teil des Lazaretts nebst Fahrzeugen an, mit Ausnahme der seit dem 27. Juni in Liebenau festgehaltenen Sektion, die daselbst 150 Verwundete zu versorgen hatte. Als sie von der Schlacht bei Königgrätz hörte, schaffte sie ihre Verwundeten nach Reichenberg, übergab 8 nicht transportfähige Österreicher dem Liebenauer Arzt Dr. Fuchs und traf am 8. Juli ebenfalls in Horic ein. Hier blieb schließlich das gesamte Lazarett bis zum 3. September.

Lebhaft vor Augen steht mir, daß in allen Ortschaften,

die wir auf den eben geschilderten Märschen durchzogen, an den Brunnen Posten aufgestellt waren, welche die Mannschaften der marschierenden Truppenteile an dem damals für gesundheitsschädlich gehaltenen Trinken auf dem Marsche verhindern sollten. Wie anders heute, wo an heißen Tagen im Manöver die Leute in den Dörfern sogar mit Eimern voll Wasser an die Straße kommen, um den durchziehenden Truppen Gelegenheit zum Trinken zu geben — warum? weil die Wissenschaft inzwischen gelehrt hat, daß gerade der Wassermangel im schwitzenden menschlichen Körper bei großer Hitze und fortgesetztem Marschieren hauptsächlich mit zum Zustandekommen des so gefährlichen Hitzschlags beiträgt.

Die Größe der Aufgaben, die unserer in Horic harrten, und die es zu lösen galt, läßt sich ermessen, wenn ich bemerke, daß außer dem Trainkommandeur (Rittmeister d. L. Lüschwitz) sowie dem etatsmäßigen Beamten-, Gehilfen- und Trainpersonal und 1 Feldapotheker (Eggebrecht-Berlin) zum Lazarett gehörten: 1 Chefarzt (Oberstabsarzt Dr. Taubner-Brandenburg a. H.), 3 Stabsärzte für die 3 Sektionen (Dr. Coler-Friedeberg N.-M., Dr. Hahn-Regiment Alexander, Dr. Wolff-Krossen a. O.) und eine Anzahl der diesen beigegebenen Assistenzärzte, von denen ich mich jedoch genauer nur noch des Namens meines Kollegen Castillon, sowie des für den Mobilmachungsfall eingezogenen Assistenzarztes Dr. Schöneberg aus Berlin entsinne. Wir hatten nicht viel Zeit zusammenzukommen. Der jüngste Assistenzarzt beim Lazarett war ich selbst. Dazu kam, daß Oesterreich erst am Tage der Schlacht bei Königgrätz der Genfer Konvention beigetreten war, nach welcher die österreichischen Militärärzte auch bei rückgängigen Bewegungen ihrer Truppenteile unter dem Schutz dieser Konvention bei ihren Verwundeten hätten bleiben sollen, dies aber im vorliegenden Falle nicht hatten tun können oder dürfen. Die Folge davon war, daß uns nicht nur unsere eigenen Verwundeten, sondern auch die der österreichischen Armee zufielen, während die bei Ausbruch des Krieges nach Maßgabe der Erfahrungen von 1864 bei uns in Angriff genommenen Reformen auf dem Gebiete des Militärsanitätswesens noch nicht einmal zum Abschluß gekommen, vielmehr hierfür im wesentlichen noch die Vorschriften von 1863 gültig waren. Und nach Hořic mit seinen ungefähr 6000 Einwohnern als dem ersten größeren Ort in der Nähe von Königgrätz strömte bei Tag und Nacht alles, was von den beiderseitigen Armeen in der Schlacht verwundet oder sonst irgendwie zu Schaden gekommen war[1]). Der große Marktplatz in Hořic, dessen Bild vor mir liegt, sowie die ihn umgebenden Häuser waren buchstäblich, letztere von oben bis unten, von Verwundeten angefüllt; sie lagen auf dem Straßenpflaster, auf den Hausfluren, auf den Höfen, den Treppen, in den Zimmern, auf den Böden und wo sich ihnen irgendwo sonst noch ein Zufluchtsort dargeboten hatte. Angesichts eines derartigen Hilfebedarfs, wie er nach großen Schlachten immer wieder vorkommen wird, und dem trotz aller Friedensvorbereitungen die erste Hilfsbereitschaft in keiner Armee der Welt voll und ganz wird genügen können — angesichts einer solchen Ueberfüllung mit Verwundeten blieb unserem Chefarzt nichts anderes übrig, als daß er sich mitten auf den Marktplatz stellte, den Horizont mit den Armen in mehrere gleiche Teile

---

1) Die preußische Armee allein hatte im ganzen 13731 Verwundete, unsere Lazarette haben im ganzen ungefähr 13000 verwundete Oesterreicher übernommen.

teilte und davon jedem von uns je einen als Arbeitsfeld zuwies. Er selbst mußte sich die Leitung des Ganzen und die damit verbundenen Dienstgeschäfte vorbehalten. Das Erste, was es zu tun galt, war, die Leichtverwundeten, welche einen Weitermarsch oder Transport vertrugen, von den Schwerverwundeten zu sondern, um für diese Raum zu schaffen. Daß unter solchen Umständen von einer Listenführung, überhaupt von der Aufnahme irgendwelcher Statistik nicht die Rede sein konnte, liegt auf der Hand. Nach späteren genauen Aufzeichnungen haben im Juli und August in Hořic gelegen: 1036 Verwundete (davon $^2/_3$ Österreicher), wobei es für den Arzt als solchen selbstredend keinen Unterschied der Nationalität, sondern nur hilfsbedürftige Menschen gab. Bezeichnend war, daß 967 Schuß- sowie anderen Wunden und Verletzungen nur 29 Hieb- und Stichwunden gegenüberstanden[1]). Anti- und Aseptik, die heute so Großartiges ermöglicht, gab es damals noch nicht, die Chirurgie stand im Zeichen des Gipsverbandes, und was wir in dieser Beziehung besonders in der ersten Zeit in Hořic an Gipsarbeit geleistet haben, grenzte fast schon ans Handwerksmäßige.

Ohne spezialistisch werden zu wollen, kann ich doch nicht umhin, hierbei zweier von mir beobachteter sogen.

---

1) Die Gesamtsterblichkeit einschließlich der Todesfälle durch Krankheit betrug bis 31. August 236 (ungefähr 22 %). — Nach dem über den Marsch des Lazaretts weiter oben Gesagten waren in Hořic tätig: bis zum 5. 7. = 2 Lazarettsektionen, vom 5.—8. = 4, vom 8.—13. = 5, vom 13.—23. = 4, von da bis 31. 8. die 3 Sektionen meines Lazaretts, indem letzteres zeitweise von 2 Sektionen des 2. schweren Feldlazaretts 3. Armeekorps unterstützt wurde. Die erste Hilfe in der Schlacht selbst hatte ein Teil des leichten Feldlazaretts der 8. Division geleistet. Vgl. Löffler, Das preußische Militärsanitätswesen nach 1866. Berlin 1868. August Hirschwald.

interessanter Fälle zu gedenken, von denen ich glaube, daß sie auch dem Laien interessant sein werden. Über den ersten derselben habe ich seinerzeit in der Berliner Militärärztlichen Gesellschaft einen längeren Vortrag gehalten, an dieser Stelle muß ich mich kurz fassen. Musketier Schwedler von unserem 50. Infanterie-Regiment hatte einen Knochenschuß quer über den Scheitel erhalten und verlangte im weiteren Verlauf seiner Verwundung unablässig, um seine Längsachse gedreht zu werden, vom Rücken auf die rechte Seite, von dieser auf den Bauch, vom Bauch auf die linke Seite und von hier wieder auf den Rücken. Verletzungen des Kleinhirns lösen beim Tier einen derartigen Drehzwang aus. Die Sektion der Leiche Schwedlers zeigte, daß das Kleinhirn durch Eiterung in Mitleidenschaft gezogen war.

Der zweite Fall betraf einen Italiener (bekanntlich gehörte 1866 Venetien noch zu Österreich). Er hatte in die rechte Unterbauchgegend, an der Stelle des Blinddarms, einen Lanzenstich erhalten, die Lanzenspitze hatte den Beckenknochen durchbohrt und war hinten wieder herausgekommen. Die Lanze selbst war abgebrochen, und ein Stück ihres Schaftes einschließlich der Spitze steckte noch in der Wunde, die von diesem Fremdkörper wie von einem Tampon verschlossen gehalten wurde. Wir hielten ihn für verloren und ließen ihn ruhig liegen, ohne das gewissermaßen einen Schutz bietende Lanzenstück aus der Wunde zu entfernen. Frohen Mutes und guter Dinge verlangte er mit den Worten „fumare! fumare!" nur immer zu rauchen. Das Stück eiterte aus, der Mann genas, und die Naturheilkraft hatte wieder einmal die Kunst und die Voraussicht des Arztes in den Schatten gestellt.

Allmählich lichtete sich das Chaos, was umsomehr

geschehen konnte, als in dankenswertester Weise auch von der freiwilligen Krankenpflege Hilfe gekommen war. Der Bestand des Lazaretts an Verwundeten und Kranken verringerte sich infolge von Abgängen verschiedener Art, so daß nicht nur ein geregelterer Betrieb sowie sorgfältigere Behandlung und Pflege möglich wurde, sondern auch wir Ärzte wieder an uns selbst und unsere Erholung denken konnten. So benutzten wir denn die günstige Gelegenheit, um Ausritte in die Umgebung zu machen und uns diese anzusehen. Gelegentlich eines solchen Ausrittes fanden wir einmal einen versteckt im Walde liegenden, österreicherseits angelegten, dann aber notgedrungen wieder verlassenen Verbandplatz, auf den sich am Tage der Schlacht teils Schwer-, teils Leichtverwundete geflüchtet hatten, die aber nun dort liegen geblieben waren. Wenn ich sage, daß wir nur bedauern konnten, ihn nicht früher entdeckt zu haben, so bedarf es keiner weiteren Schilderung des Anblicks, der sich uns darbot. Die Atempause dauerte jedoch nicht lange. Über Nacht war plötzlich auf flinkem Roß einer der vier apokalyptischen Reiter heimlich durch die Stadt geritten und hatte uns als unheimliches Gastgeschenk die Cholera zurückgelassen, von der ich selbst einen leichten Anfall bekam. Als wäre es gestern gewesen, sehe ich noch heute die Leichen einer Marketenderfamilie vor der Haustür unseres Quartiers liegen, die erst vor wenigen Stunden anscheinend gesund und munter mit ihrem Gefährt dort angekommen war. Das Dorf Břistan, das wir ein andermal durchritten, war buchstäblich bis auf den letzten Einwohner ausgestorben. Wie in Horic die Verwundeten, lagen hier die Choleraleichen umher, verdächtige Gestalten walteten ihres traurigen Amtes und luden die Toten auf Gefährte aller Art. Herrenlos durchirrte das Vieh die leeren Straßen und suchte nach Menschen, die sich seiner erbarmen sollten[1]).

Am 31. August endlich übernahmen österreichische Militärärzte (Regimentsarzt Kraus, Oberarzt Wittig und Unterarzt Pakh) sowie der Hořicer Arzt Dr. Lederer ihre verwundeten Landsleute, und der Wiener Oberstabsarzt (entsprechend unserem Generalarzt) v. Dumreicher besuchte im Auftrage seines Kaisers die verwundeten Offiziere, bei welcher Gelegenheit ich unserem gleichzeitig anwesenden damaligen Generalstabsarzt der Armee Dr. Grimm zum ersten Mal vorgestellt wurde. Der militärisch-politischen Auseinandersetzung zwischen Preußen und Österreich mit den Waffen folgte dann noch eine papierne wissenschaftliche zwischen uns und dem oben genannten Oberstabsarzt aus Anlaß seines Urteils über die preußischen Lazarette und namentlich seiner Schrift „Zur Lazarettfrage". Längst abgetan, gehört jedoch diese Fehde nicht mehr hierher.

Am 3. September wurde unser Lazarett wieder heimwärts beordert und nahm beim Abmarsch mein Flügelpferd mit. Was aus mir wurde — ich war wie gesagt der Jüngste — steht auf Seite 112 des bereits weiter oben erwähnten Werkes von Löffler. Dort heißt es: „Ein Kommando unter Leitung des Assistenzarztes Dr. Peltzer blieb für die zurückgelassenen Preußen (4 Verwundete, 1 Kranker und 1 an Typhus leidende freiwillige Pflegerin) bis zum 24. September in Hořic." Hinzu kam noch ein

---

1) Überhaupt starben 1866 an Cholera 196 711 Menschen. (Deutsche Vierteljahrsschr. f. öffentl. Gesundheitspflege. 4. Heft. S. 463.) Von 1831—1866 starben in Preußen nur 344 895 an Cholera; 1866 allein in der Zivilbevölkerung 120 000. (Mil. Wochenbl.: Vom 20. Mai 1869. S. 325.)

Rechnungsführer (Kupsch) zur Besorgung der Kassengeschäfte. Daß ich als Einzelner inmitten einer nicht gerade freundlich gesinnten böhmischen Bevölkerung es nicht allzu leicht hatte, läßt sich denken. Ehe auch ich wieder zu den häuslichen Penaten zurückkehren konnte, machte ich einen kleinen Abstecher nach Prag, um dieses kennen zu lernen. „Der letzte Horsitzer" nennt sich ein Bild, das mir beim Abschied der amputierte Hauptmann Bötticher vom 31. Infanterie-Regiment verehrte und das ich noch heute besitze.

Wie in allen früheren Kriegen hatte sich also auch in diesem Feldzug die Erfahrung bestätigt, daß der schlimmste Feind des Feldsoldaten noch nicht einmal das Geschoß oder die blanke Waffe des Gegners ist, daß ihm vielmehr die größten Gefahren von Krankheiten und Kriegsseuchen drohen, die ein vorgeschrittener Militärgesundheitsdienst wohl einschränken kann, aber kaum je ganz zu vermeiden imstande sein wird. Es starben 1866 bei der 1. Elb- und 2. Armee an Krankheiten 21 109, gefallen und verwundet sind im ganzen nur 16 284 — ein Zahlenverhältnis, das sich überhaupt zum ersten Mal erst 1870/71 umkehren sollte, obgleich wir auch in Frankreich Typhus, Ruhr und Pocken hatten[1]). Pirogoff nennt daher auch den Krieg eine traumatische Epidemie, der, nebenbei bemerkt, im übrigen nach Pindar der Vater aller Tugenden ist. Es wird Aufgabe der folgenden Schilderungen von 1870/71 sein, zu zeigen, welchen Faktoren diese Umkehr der Zahlen hauptsächlich zu danken ist. Schon jetzt sei bemerkt, daß nicht den kleinsten Anteil hieran der Dienst

---

1) Bei allen mobilen deutschen Heeren kamen 1870/71 im ganzen 28 278 Todesfälle durch Verwundung und nur 14 904 durch Krankheit vor.

als Etappenarzt hatte. Einer der wichtigsten Punkte für die Wahrnehmung dieses Dienstes war der Etappenhauptort der 3. Armee, der sich zuerst in Mannheim, später in Nancy in Lothringen befand und den ich gründlich kennen lernen sollte. Durch die Gegenüberstellung von Hořic, Mannheim und zuletzt Nancy werden die Fortschritte, die wir 1870/71 im Vergleich zu 1866 besonders auf dem Gebiete des Krankentransportwesens zu verzeichnen hatten, klar werden.

Uns Militärärzten hatte 1866 die erste Organisation des Sanitätskorps von 1868, die Errichtung der Militär-Medizinal-Abteilung (jetzt Medizinal-Abteilung) im Kriegsministerium und die Instruktion über das Sanitätswesen der Armee im Felde vom 29. 4. 1869 gebracht, deren Feuerprobe bereits nach etwas mehr als einem Jahr nach ihrem Erscheinen bevorstand.

Vor einigen Jahren, als ich mich längst nach Steglitz zurückgezogen hatte, um hier, fern von Madrid den Rest meiner Tage als Pensionär zu verbringen und, wie man zu sagen pflegt, meinen Kohl zu bauen, tauchte noch einmal leibhaftig eine Erinnerung an Hořic vor mir auf, das zeitweilig bei mir bereits völlig in das Meer der Vergessenheit versunken war. Es ließ sich ein Herr Gebauer bei mir melden. Ich wollte ihn erst nicht annehmen, tat es aber schließlich doch und entdeckte in ihm zu meiner Freude den früheren, jetzt alten Rendanten unseres Feldlazaretts. Er hatte in einer Veröffentlichung über Gicht und Rheumatismus von mir gelesen, sich dabei meiner erinnert und es sich nicht nehmen lassen wollen, mich nach fast einem halben Jahrhundert wiederzusehen. Herr Gebauer, der früher in Steglitz ein Haus am Ahornplatz besessen hatte, war zurzeit des Besuches, den er bei mir machte, Rendant des Hollmannschen Wilhelminen-Amalienstiftes in Berlin, wo ich seinen Besuch erwiderte. Von meinen übrigen 1866er Lazarettkollegen lebte bis vor kurzem meines Wissens nur noch der ehemalige Stabsarzt Dr. Wolff, und zwar in Krossen. Er liebte es, auf den Märschen vom Pferde herab das Lied: „O, wär' ich doch des Mondes Licht" zu singen, dessen Melodie mir eben jetzt in die Ohren klingt.

Mannheim (Baden).

Als der Krieg von 70/71 ausbrach, war ich noch immer Assistenzarzt, wenngleich natürlich nunmehr schon älterer, und zwar „Assistenzarzt 1. Klasse" oder, wie es jetzt heißt „Oberarzt". Die Mobilmachung fand mich im damaligen „medizinisch-chirurgischen Friedrich-Wilhelms-Institut" unter Löffler, der einstigen „Pepinière" (jetzt „Kaiser-Wilhelms-Akademie für das militärärztliche Bildungswesen"), wohin ich inzwischen aus dem „Bureau des Generalarztes 3. Armeekorps"[1]) in Berlin (jetzt Sanitätsamt) behufs Wahrnehmung einer Stabsarztstelle, Leitung einer Sektion Studierender, Abhaltung von Wiederholungskursen usw. versetzt worden war. Ich war „stellvertretender Stabsarzt". Irgend jemand mußte wohl Zweifel an meiner Felddienstfähigkeit geäußert haben, jedenfalls sollte nicht ich, sondern einer meiner Hintermänner mit ins Feld gehen, der auch dazu vorgeschlagen wurde, während ich hätte zurückbleiben sollen. Es kam anders; — Woher? Wieso? Wodurch? Weiß ich nicht, genug, ich hatte Glück, und je mehr mich meine Kameraden und Kollegen beneideten, umsomehr freute ich mich: in dem

---

1) In diesem hieß ich „Assistenzarzt mit Premier-Lieutenants-rang".

letzten Tagen des Juli wurde ich beim Lazarett-Reserve-Personal des 5. Armeekorps[1]) mobil gemacht und lebe noch heute. Mein Hintermann ist seit 40 Jahren tot. Gleichzeitig wurde ich zur Empfangnahme weiterer Befehle in die Medizinal-Abteilung des Kriegsministeriums bestellt, konnte aber hier bei der fieberhaften Tätigkeit, die daselbst in allen Geschäftszimmern herrschte, nur von Pontius zu Pilatus geschickt werden, ohne auch von diesen mehr zu erfahren, als daß ich zur General-Etappen-Inspektion der 3. Armee abkommandiert sei, mich stehenden Fußes nach Mannheim zu begeben und mich daselbst bei der Kommandantur des Etappenhauptortes der 3. Armee zu melden hätte. Alles Weitere würde ich aus der mir in die Hand gegebenen Instruktion über das Sanitätswesen der Armee im Felde vom 29. 4. 1869 ersehen. (Vgl. S. 16.) So klug wie vorher dampfte ich am 1. August Nachts, diesmal ohne Pferd, mit meinem Burschen Kuhlbars vom 20. Regiment und besagter Instruktion mit einem Militärzug nach Mannheim, traf dort am 4. August frühmorgens um 5 Uhr ein, holte mir von der Bürgermeisterei ein Quartierbillet, hatte das Glück, ein solches auf den Namen des damaligen Stadtdirektors Freiherrn v. Stengel zu erwischen und meldete mich bei dem Etappenkommandanten Oberstleutnant z. D. Schartow. Aber auch weder dieser, noch der zur Kommandantur ebenfalls gehörige Major z. D. v. Kamptz oder der Adjutant Leutnant Mathi hatten viel Zeit dazu, mich über meine

---

1) Statt der 3 schweren Feldlazarette von 1866 folgten 1870/71 jedem Armeekorps 12 Feldlazarette, jedes zunächst zur Aufstellung von 200 Betten eingerichtet. Das Lazarett-Reserve-Personal diente zur Ablösung der Feldlazarette, damit letztere der Armee wieder folgen konnten.

Dienstobliegenheiten aufzuklären. Es gab genug Anderes zu tun.

So mußte ich denn auf gut Glück der Dinge warten, die da kommen sollten. Vorläufig, aber nicht lange, herrschte noch Ruhe und ich gedenke gern der Zeit, welche ich in dem v. Stengelschen Hause nicht allein während dieser kurzen Pause, sondern auch später dann verleben durfte, als es stürmisch herging und danach das erste Gewitter wieder vorüber war. Mit der in Karlsruhe lebenden Enkelin meines Quartierwirts, damals einem Kinde, stehe ich noch heute im Briefwechsel. Sie befand sich mit ihrer Mutter und ihren Geschwistern beim Großvater, weil ihr Vater als Flügeladjutant des Großherzogs von Baden diesem zu folgen hatte.

Ehe ich weitergehe, muß ich zum besseren Verständnis des nun Folgenden kurz Nachstehendes einschalten: Aufgabe des Etappenwesens im Rücken einer operierenden Armee ist, wie ich inzwischen selbst gelernt hatte, die Verbindung zwischen Feldheer und Inland herzustellen und zu unterhalten. Sie besteht demnach, wie es damals instruktionsmäßig hieß, „einerseits im Nachschub an lebendem und totem Material, andererseits in der Zurückführung, Unterbringung und Wiederherstellung alles dessen, was von der Armee zeitweise oder dauernd ab- und zurückgeht." An der Spitze des Etappenwesens einer Armee steht die General-Etappeninspektion, dessen ärztliches Ressort der Etappen-Generalarzt (70/71 Generalarzt Mehlhausen) leitet. Die Verbindung zwischen Feldarmee und Inland bilden die Etappenstraßen (Eisenbahn und Landwege). Die Station, in welcher eine Etappeneisenbahn im Rücken einer operierenden Armee endet, heißt der Etappenhauptort der betreffenden Armee, welcher sich also zu der hier in Rede stehenden Zeit in Mannheim befand, und an welchem ich als Organ des Etappen-Generalarztes in der Stellung eines Etappenarztes zu fungieren bestimmt war. Von solchen Etappenhauptorten heißt es instruktionsmäßig weiter, „daß sie stets der Zielpunkt einer Masse von lebendem und totem Material sein werden, dessen geordnete Unterbringung und Versendung nach vor- und rückwärts voraussichtlich stets um so schwieriger sein dürfte, als die Forderungen an den Platz, namentlich nach großen Schlachten, unvorbereitet und vom ersten Augenblick an massenhaft herantreten".

Nun war der Weg über Mannheim die hauptsächlichste Etappenstraße der ganzen III. Armee während ihres Aufmarsches gewesen, und wie 1866 in Kottbus war auch hier eine große Zahl Marschkranker und Maroder zurückgeblieben, welche die Mannheimer Lazarette bis auf den letzten Platz füllte. Dazu waren die von dem freiwilligen Mannheimer Lazarettkomitee sofort in Angriff genommenen Barackenbauten noch nicht beendet.

Am 4. August, also noch am Tage meiner Ankunft, hieß es gegen Abend plötzlich, bei Weißenburg sei eine große Schlacht geschlagen. Was an freiwilligen Krankenpflegern in Mannheim vorhanden war, begab sich mit mir sofort auf den Bahnhof, um daselbst nähere Nachricht über die voraussichtlich bald eintreffenden Verwundeten zu erwarten. Denn es war Vorschrift, daß die Etappenkommandantur hiervon jedesmal telegraphisch vorher verständigt werden sollte, mit gleichzeitiger Angabe der Zahl und der Art der Verwundeten, sowie ihrer weiteren Transportfähigkeit. Auf Grund dieser Meldungen sollten dann die Verwundeten nach erfolgter Verpflegung und nochmaliger ärztlicher Untersuchung sachgemäß auf die der

Kommandantur zur Belegung überwiesenen heimatlichen Reservelazarette verteilt werden, unter Mitgabe von besonderen Transportärzten und dem etwa sonst noch erforderlichen Material, welches letztere ein militärisches Begleitkommando wieder zurückbringen sollte. Zur Belegung überwiesen waren der Etappenkommandantur die Reservelazarette in Frankfurt a. M., Kassel, Magdeburg, Erfurt, Berlin, Leipzig, Dresden und Görlitz für die Norddeutschen, in Heidelberg, Würzburg, Heilbronn, Stuttgart, Ulm und Gerlachsheim für die Süddeutschen. Ein Teil des von der Medizinalabteilung des Kriegsministeriums zur Ausstattung der Verwundetenzüge bestimmten Materials war zwar auch bereits eingetroffen, ebenso Assistenzarzt Dr. Röhrecke, Lazarettinspektor Voigt, ein Lazarettgehilfe und zwei Krankenwärter vom Lazarettreservepersonal 4. Armeekorps, wo aber blieben die aus dem Zivil eigens für den Transport angenommenen Ärzte? Bis jetzt waren in Mannheim nur zwei richtig gelandet: der praktische Arzt Dr. Jakobsohn aus Berlin und der Kandidat der Medizin Reyher aus Dorpat (später selbst ein namhafter Chirurg und Schüler und Landsmann seines Meisters Bergmann). Für das militärische Begleitkommando hätte auf eine in Mannheim exerzierende Rekrutenkompagnie zurückgegriffen werden müssen, was selbstverständlich ausgeschlossen war. Am Ende aller Enden war der Telegraph durch wichtigere Depeschen derartig in Anspruch genommen, daß Mannheim weder nach vorwärts noch nach rückwärts, oder wenn ja, doch nur bis zur nächsten Station sprechen konnte.

Um Mitternacht kam die erwartete Depesche, aber sie meldete nur „einen starken Zug mit ungefähr 1000 Verwundeten", der denn auch bei strömendem Regen plötzlich auf dem Bahnhof stand. Kaum war dieser eingelaufen, so wartete draußen schon ein zweiter, dritter und vierter Zug, der mit schrillem Pfiff ungeduldig das Einfahrtssignal zu sehen verlangte, so daß der Bahnhofsvorsteher ein über das andere Mal erklärte, daß er für nichts stehen könne, wenn nicht der erste Zug, gleichgültig wie, sofort wieder abgelassen würde. Beleuchtet von grellem Fackelschein kauerten Deutsche, Franzosen und Afrikaner in buntem Durcheinander auf dem Boden offener Lowris, der eine schreiend und lebhaft gestikulierend, der andere in stumpfer Resignation in sein Schicksal ergeben. Dazwischen kamen Wagen mit Gefangenen und erbeutetem Kriegsmaterial — ein Bild des Elends und des Schreckens in Rembrandtschem Helldunkel. Der erste Zug wurde noch leidlich gut unter Mitgabe eines Transportarztes nach Frankfurt a. M. geleitet und dorthin abgemeldet, die übrigen mußten auf gut Glück weiterfahren, nachdem wir so gut oder so schlecht wie es eben möglich war, für die Verwundeten gesorgt hatten.

In dieser Weise ging es ununterbrochen 4 Tage und 5 Nächte. Am Tage kamen zwar auch vereinzelte Züge mit Verwundeten, meist aber wartete man vergeblich darauf, bis sie dann nachts unerwartet und unangemeldet auf dem Bahnhof standen, nachdem die Verwundeten wahrscheinlich während des Tages erst notdürftig darauf hatten verladen werden müssen. In Zahlen lassen sich diese Verhältnisse auch nicht annähernd ausdrücken, denn woher die Zeit zum Zählen und Schreiben nehmen, ohne sie zu stehlen? Kaum war nämlich Weißenburg vorüber, so kamen die Verwundeten von Wörth (6. August), und selbst von Saarbrücken her verirrten sich infolge von Eisenbahnbetriebsstörungen mehrere Verwundetenzüge über Mainz nach Mannheim. Herr Scipio aus Mannheim und mit ihm die gesamte Mannheimer freiwillige Krankenpflege leistete das Menschenmögliche, half sichten, was zu sichten war, erquickte die Verwundeten und schaffte die schwersten von ihnen in die Lazarette. Auch Bergmann und Richard Volkmann (der als Richard Leander die „Plaudereien an französischen Kaminen" dichtete) kamen auf den Bahnhof, suchten die Fälle aus, die ihrer spezialistischen Hülfe am meisten bedurften, und operirten in den Lazaretten. Der Strom versiegte ebenso plötzlich, wie er gekommen war, so daß ich selbst mit einigen freiwilligen Krankenpflegern Verwundete von Edenkoben holen konnte.

Die Mannheimer Erfahrung war ebenso bitter, wie seinerzeit die in Hořic, ja noch bitterer, aber sie mußte gemacht werden, um den Umschwung herbeizuführen, der sich in Berlin im Kriegsministerium bereits von langer Hand her vorbereitete und, wie wir sehen werden, im weiteren Verlauf des Krieges Erfolge zeitigte, wie sie bisher noch nicht dagewesen waren[1]). Es ist mit Sicherheit anzunehmen, daß die Dinge sich auch jetzt schon erheblich anders gestaltet haben würden, wenn nicht das über alles Erwarten plötzliche, schlagartige Hereinbrechen des Krieges ähnlich wie 1866 allen in Aussicht genommenen Maßnahmen zuvorgekommen wäre. Preußen hatte eben 1864—1870 kurz hintereinander 3 Kriege zu führen gehabt, die eine ruhige Entwicklung der geplanten sanitären Verbesserungen nicht aufkommen ließen. Ueberdies muß jedes Uhrwerk sich erst einarbeiten, ehe es richtig funktioniert. Gilt dies schon in der Mechanik, wieviel mehr von Menschen, deren größerer Teil sich noch nicht einmal

---

1) Vgl. hierzu das auf Seite 15, Anmerkung, Gesagte.

selbst helfen kann, weil er verwundet oder krank ist, sondern fremder, noch dazu unzulänglicher Hilfe bedarf!

Eine der am wenigsten gewollten und daher auch am wenigsten erwünschten Folgen der ersten Mannheimer Tage war u. a. gewesen, daß eigentlich nur die Schwerverwundeten in die rückwärtigen Lazarette hätten verbracht werden sollen, während die Leichtverwundeten, die voraussichtlich in nicht zu langer Zeit wieder zu ihren Truppen hätten zurückkehren können, weniger weit abzuschieben waren. Der Not gehorchend, nicht dem eigenen Triebe, machte man es umgekehrt, weil die noch mangelhaften Eisenbahntransportmittel eine weitere Reise der Schwerverwundeten nicht gestatteten, und behielt sie vorn, während die Leichtverwundeten weiter geschickt wurden. So kam es, daß letztere, und unter ihnen so mancher Schlaukopf oft bis tief hinein nach Deutschland und, wenn er es geschickt anzufangen wußte, manchmal sogar bis in die eigene Heimat, in sein Dorf gelangte, wo er von freiwilligen Helfern als Held empfangen die Lorbeeren pflückte, die gerade er am wenigsten verdient hatte. Es hagelte Beschwerden, Verweise und Verfügungen, aber die brutale Macht der Tatsachen war stärker als alles.

Nachdem völlige Bahnhofsruhe eingetreten war, machte ich zu meiner Erholung eine Nachmittagsspritzfahrt nach Heidelberg, dessen Schloßruine mit dem berühmten gesprengten Turm aufs neue an unseren Nachbar jenseits des Rheins erinnerte.

Nancy (Lothringen).

Am 23. August wurde der Etappenhauptort der 3. Armee von Mannheim nach Nancy verlegt, nachdem der Etappenkommandant lange vergeblich auf den Befehl

zum Vorrücken gewartet und sich endlich dazu entschlossen
hatte, den Adjutanten zur Einholung eines solchen zur
General-Etappen-Inspektion vorzuschicken. Es wird un-
vergessen bleiben, daß zu einer Zeit, wo noch alles drunter
und drüber ging, bis zu unserer Ankunft in der Haupt-
stadt Lothringens die freiwillige Krankenpflege in der
Person des Johanniterritters v. Unruh, des Grafen Schwe-
rin, des Barons v. Schwanenfeldt, der Herren v. Gall,
v. Pappenheim, v. Rutenberg sowie der Aerzte Dr.
Roeder und Dr. Dulitz die erste notwendigste Hilfe in
Nancy gebracht hatte. Wer nicht militärisch gebunden
ist, kann auch ohne Befehl vorgehen. Um jedoch durch
die wiederholte Schilderung desselben Vorgangs, wie er
sich in Mannheim abgespielt hatte und sich zuerst auch
in Nancy abspielte, nicht zu ermüden, übergehe ich die
ersten Akte und nehme meine Schilderungen erst da wieder
auf, wo bereits einigermaßen Ordnung in die Dinge gekommen war. Dies war der Fall, als es der Etappen-
Kommandantur und mir gelungen war, durch „Baumeister"
Schilling von der freiwilligen Krankenpflege die Haupt-
sache, in unmittelbarem Anschluß an die große überdachte
Bahnhofshalle ein Barackenlazarett zur vorübergehenden
Aufnahme und Untersuchung durchpassierender Kranker
und Verwundeter bauen zu lassen. Dieses Bahnhofs-
Etappenlazarett (siehe die Zeichnung) bestand aus 1 Offi-
zier- und 7 Mannschaftsbaracken, 1 ärztlichem Büro- und
Verbandzimmer, 1 Dampfküche sowie 5 kleineren Neben-
räumen, ist vom 1. 9. 70 bis 30. 4. 71 mit 70 138 Kran-
ken und Verwundeten belegt gewesen und hat der Stadt
Nancy 54 189 Francs gekostet. Sämtliche Räume waren
heizbar und hatten Dachfirstventilation. Sodann war in
Weißenburg eine, wie sie damals hieß, „Evakuations-

Kommission" (Stabsarzt Dr. Rabl-Rückhard-Potsdam) eingerichtet und endlich und hauptsächlich waren allmählich die deutschen Sanitätszüge in Gang gekommen, jene vollständig mit Küchenwagen und federnden Betten usw. eingerichteten fahrbaren Eisenbahnlazarette, wie sie 1870/71 zum ersten Mal in Europa gefahren sind und vorher in ihren ersten Anfangsstadien nur in dem nordamerikanischen Bürgerkriege 1861—65 gesehen worden waren. Ich habe über diese Züge nach dem Kriege unter Benutzung amtlichen, mir höheren Orts zur Verfügung gestellten Materials eine vergleichende Studie[1]) veröffentlicht, die heute wohl keiner mehr kennt, die aber damals eine kleine Literatur nach sich zog und auch ins Russische übersetzt wurde. Die ersten Versuche zur Einrichtung derartiger Sanitätszüge hatten in Preußen bereits 1867 stattgefunden[2]) und es war hier mit besonderer Rücksicht auf die Verwendung der Eisenbahnpersonenwagen zu Krankentransportzwecken mit dem Bau der heute allbekannten Personenwagen 4. Klasse begonnen worden, weil nur diese mit ihren an den Stirnseiten befindlichen Türen und ihrem großen Innenraum sich zu Lazarettzwecken eignen. In Württemberg war das gesamte Eisenbahnfahrmaterial nach diesem amerikanischen Muster von vornherein gebaut. Zur Ordnung der Verhältnisse trug schließlich mit bei, daß ich von der Etappen-Kommandantur beauftragt wurde, einerseits nach der Pariser Seite soweit wie möglich, andererseits in der Richtung nach Metz bis nach Pont à Mousson mich zu begeben, um mich mit meinen auf den genannten Strecken tätigen etappenärztlichen Kollegen zu besprechen und das

---

1) Berlin 1872. August Hirschwald.
2) „Anleitung zur Beförderung kranker und verwundeter Militärs auf Eisenbahnen."

Weitere in die Wege zu leiten. Es war dies die Zeit, wo nach der Zusammenziehung der deutschen Armeen vor Paris Nancy im wahrsten Sinne des Wortes Etappenhauptort der 3. Armee geworden war und sich zwischen diesen und Metz sowie Paris bereits andere Etappenorte geschoben hatten. Ich habe meine damalige Kriegsreise zum Teil mit Geschütztransportzügen unter Benutzung von Geschützen als Sitzgelegenheit ausgeführt, der Weg führte mich über Bar le Duc, Chalons s./M. (Etappenarzt mein Vetter Nothnagel, der spätere Wiener Kliniker), Epernay und Château Thierry, während die Bahn nach Metz vorerst nur bis Pont à Mousson ging. Hier bestieg ich bei dieser Gelegenheit den Mont St. Blaise, wo Prinz Friedrich Karl gestanden hatte, und sah nach Metz hinein. In Epernay sah ich die gewaltigen katakombenartigen unterirdischen Weinkellereien der Champagnerfirma Jaqueson, in Chalons, wo sich nach der Schlacht bei Wörth das geschlagene Heer Mac Mahons wieder gesammelt gehabt hatte, staunte ich über die sinn- und zwecklosen Zerstörungen, welche die aus dem dortigen ständigen Lager abziehenden französischen Truppen im kaiserlichen Pavillon und besonders in dem Schlafzimmer der Kaiserin Eugenie angerichtet hatten. Aus letzterem ein französisches, mir später leider abhanden gekommenes Epaulett als Andenken mitzunehmen, konnte ich mir nicht versagen.

Auf der Metzer Seite wurde damals die Zahl der Verwundeten (und Gefallenen) an den 3 Schlachttagen des 14., 16. und 18. August bei St. Privat, Mars la Tour und Gravelotte auf rund 100000 angegeben. Und diese unheimliche Masse hatte sich, da die Bahn von Metz über Pont à Mousson nach Nancy noch gesperrt war, in den um Metz etablierten Feldlazaretten angesammelt, wozu noch

Ruhr- und Typhuskranke kamen. Als die genannte Bahnstrecke dann am 29. 8. fahrbar geworden war, löste sich plötzlich die gefährliche Stauung, und man kann sich vorstellen, was für ein Strom von Verwundeten und Kranken sich nunmehr über Nancy ergoß. Am 25. 8. kamen wir dort an. Nachdem dann auch Toul gefallen war (23. 9.) und Metz kapituliert hatte (27. 10.), fingen mit dem Vormarsch sämtlicher deutscher Armeen nach Westen die Transportstraßen für Kranke und Verwundete an, sich bis vor Paris zu erstrecken. Mit anderen Worten: bis auf Teile gelangten die Verwundeten und Kranken aller deutschen Armeen von Metz, Paris, Orléans und nach Bildung der Südarmee auch von Dijon über Blesmes nach Nancy. Es mögen dies in jener Zeit täglich wohl 2000 bis 3000 Verwundete und Kranke gewesen sein, im ganzen haben, wie ich in meinem oben angeführten Buche nachgewiesen, vom 23.8.70 bis einschl. 5.2.71 144940 Kranke und Verwundete diese Stadt passiert und sind zum größten Teil durch meine Hände gegangen. Es fuhren in derselben Zeit durch: 83 Sanitätszüge und 305 Krankenzüge, von welchen letzteren noch ausführlicher zu reden sein wird.

Ich höre die Frage, wie sich nunmehr die von mir oben gepriesene Ordnung der Dinge nach der ersten Unordnung tatsächlich gestaltet hat, und antworte: der 1. Sanitätszug, der Verwundete und Kranke vom Kriegsschauplatz holen sollte, war ein Preußischer. Leider kamen infolge einer unglücklichen Verkettung von Zufälligkeiten seine Wagen auseinander, sodaß er später wieder von neuem zusammengestellt werden mußte. Glücklicher war ein Württembergischer Sanitätszug, der bereits am 22. 9. 70 vor Pont à Mousson erschien und von dort Kranke und Verwundete über Nancy zurückbrachte. Ihm folgte am

27. 9. ein zweiter. Am 29. 9. kam der erste Bayerische, am 9. 11. ein Mainzer, am 13. 12. ein Cölner, am 16. 12. ein Sächsischer, am 18. 12. ein Badischer unter Prinz Wilhelm von Baden, am 9. 1. 71 ein Hamburger, am 17. 1. ein Hannöverscher und endlich am 25. 2. ein Pfälzischer Zug. Preußischerseits sind im ganzen 9 Sanitätszüge gefahren, von welchen einen der Marburger Kliniker Beneke, einen anderen Generalarzt Wasserfuhr als Chefarzt führte. Den Berliner Sanitätszug führte Virchow. In dem abgerundeten Zeitraum des halben Jahres vom 1. 10. 70 bis 31. 3. 71 sind über Nancy gefahren: 75 Sanitätszüge mit 15787 Verwundeten und Kranken. Davon entfallen:

6583	auf die	Preußischen	Züge mit	32	Fahrten
3738	„ „	Bayerischen	„ „	17	„
2245	„ „	Württembergischen	„ „	10	„
872	„ „	Cölner	„ „	3	„
793	„ „	Hamburger	„ „	5	„
510	„ „	Sächsischen	„ „	3	„
440	„ „	Mainzer	„ „	2	„
236	„ „	Hannöverschen	„ „	1	Fahrt
200	„ „	Badischen	„ „	1	„
160	„ „	Pfälzischen	„ „	1	„
15787				75	Fahrten

Außer diesen eigentlichen Sanitäts- oder Lazarettzügen verkehrten dann noch die sogenannten Hilfslazarettzüge (im Gegensatz zu den ständigen und untrennbaren Lazarettzügen Eisenbahntransportformationen in Wagen 4. Klasse, welche jedesmal erst ad hoc mittels verschiedener Systeme mit federnden Tragbahren als Betten versehen und nach vollendeter Fahrt wieder abgerüstet wurden), sowie schließlich die einfachen Krankenzüge für das Gros der Leichtverwundeten und Kranken in Personenwagen 3. Klasse, dann aber auch in möglichst mit Strohschüttung versehenen Güterwagen.

Die nächste Folge dieser Organisation des Krankentransportwesens in die drei genannten Kategorien von Zügen war, daß die Verwundeten und Kranken nunmehr schon von vornherein sozusagen sortiert ankamen, wobei die in ärztlicher Beziehung von Chefärzten geleiteten und mit dem nötigen Pflegepersonal versehenen Lazarett-, aber auch die Hilfslazarettzüge, nur ausnahmsweise unseres Beistandes in Nancy bedurften, sodaß unsere ganze Kraft für die großen Krankenzüge frei wurde. Freilich kamen auch letztere meist erst spät abends oder sogar in der Nacht in Nancy an, das Eingreifen der General-Etappeninspektion und des Etappengeneralarztes aber und zu ihrem bescheidenen Teil auch meine kleine Reise hatten bewirkt, daß jetzt wenigstens die telegraphischen Benachrichtigungen rechtzeitig eintrafen, und sich die Etappenärzte von Chalons, Bar le Duc als Anfangsstation, Nancy als Mittelpunkt und Weißenburg als Endstation vor der Grenze gegenseitig in die Hände arbeiteten. Sogar Zahl, Art und Nationalität der Verwundeten wurde angegeben. Nahte sich dann die Stunde eines angekündigten Krankenzuges, so stellte sich alles, was dazu verfügbar war, in 2 Reihen auf dem Bahnsteig und vor dem Eingang zum Etappenlazarett auf, die Ankommenden wurden durch die Reihen hindurch geleitet, wobei jeder zunächst sein Stück Brot in die Hand bekam, im Lazarett untergebracht, verpflegt, untersucht und, im Januar 71 sogar unter Mitgabe von Wärmflaschen, am andern Morgen ordnungsmäßig weiter befördert. Das Buch, in welches ich selbst die abgesandten Depeschen eintrug oder eintragen ließ, besitze ich noch. Im Januar 71 mußten infolge der Brückensprengung von Fontenoy sämtliche Züge über Metz nach Forbach geleitet werden. Einzelne Kranke bedurften selbstverständlich der Aufnahme in ein Lazarett und wurden diesem alsbald zugeführt, was um so weniger Schwierigkeiten bot, als sich die Zahl der Lazarette in und dicht bei Nancy allmählich bis auf 13 vermehrt hatte. Diese standen teils unter bayerischen Ärzten (Stabsarzt Dr. Mayer vom Kgl. Bayerischen Hauptfeldspital Nr. 3 in Bonsecours, Stabsarzt Dr. Fruth vom Kgl. Bayerischen Hauptfeldspital Nr. 2, Regimentsarzt Dr. Ris), teils unter Preußischen Ärzten aus dem Zivilverhältnis (der Tübinger Kliniker Professor Dr. Niemeyer, der Gynäkologe Dr. Winkel, der spätere Hallenser Kliniker Prof. Hitzig), sodann aber auch unter internationaler ärztlicher Leitung seitens Schweizerischer, Russischer, Luxemburgischer und Amerikanischer Ärzte. Von Niemeyer bewahre ich noch heute sein zweibändiges Werk über die Pathologie und Therapie der inneren Krankheiten auf, das er mir in Nancy als Andenken geschenkt hat. An der Spitze des ärztlichen Dienstes in Nancy stand zu dieser Zeit als Gouvernementsarzt der spätere Korpsarzt 8. A.-K. Dr. Krulle. Etwas erschwert wurde die Auslese der Kranken oder Verwundeten, welche in Nancy zu verbleiben hatten, für mich als jungen Arzt dann, wenn sich unter den Angekommenen Franzosen befanden, und es sich darum handelte, zu entscheiden, ob sie als schwer und nicht weiter transportfähig wie gesagt in Nancy verbleiben oder aber nach Deutschland in die Gefangenenlazarette gebracht werden sollten. Ich hätte vorher nie geglaubt, daß so viele ältere und junge Töchter Nancys mit diesen französischen Kriegern verlobt, verschwistert oder sonstwie verwandt gewesen wären, jedenfalls flossen mitunter die Tränen reichlich oder es wurde anderweitig an mein Herz und meine „pitié" appelliert, um möglichst viele der armen, höchst bejammernswerten Freunde den Händen der grausamen preußischen Ärzte zu entreißen und für Nancy zu retten. „Vous voyez, Monsieur, qu'il est si grièvement blessé, qu'il va mourir tout de suite, si vous ne le laissez pas ici." Ich versichere, daß ich mich bewußt nie habe täuschen lassen. Der zuletzt geschilderte Zustand war eben erreicht, als ich zu meinem Lazarettreservepersonal zurücktreten sollte, jedoch von der Etappenkommandantur für unabkömmlich erklärt wurde. Die Lazarett-, Hilfslazarett- und Krankenzüge, wie sie hier beschrieben worden sind, und leider 1866 noch hatten fehlen müssen (eine Krankentransportkommission bestand 1866 in Turnau, Böhmen), waren die Voraussetzung zur Lösung des großen Problems: wie ist es zu ermöglichen, die Zahl der helfenden Hände, die beim Feldheere nach dem bereits früher Gesagten direkt stets unzulänglich bleiben wird, indirekt derartig zu vermehren, dass, soweit möglich, allen Ansprüchen genügt werden kann? Antwort: Durch die sogenannte Krankenzerstreuung, oder besser gesagt: Krankenverteilung durch geeignete Transportmittel auf einen größeren Raum, als ihn der Kriegsschauplatz bietet, bis ins Inland hinein, wodurch zugleich den Gefahren einer Ueberfüllung der Lazarette in den vorderen Linien nach Möglichkeit vorgebeugt wird. In diesem Sinne haben 70/71 im Bereich des damaligen Norddeutschen Bundes von Mitte August an heimische Reservelazarette bestanden an 74 Orten mit 22 408 Betten (die Zahlen für Süddeutschland stehen mir leider nicht zur Verfügung). Verpflegt sind in ihnen im ganzen 250 000 Angehörige der mobilen Armee, 145 810 Angehörige der immobilen Truppen und 176 472 Franzosen. Alles zusammengerechnet (Reserve-, Garnison-, Etappen-

und Kriegsgefangenenlazarette) haben an mehr als 350 Orten 125 542 Lagerstellen zur Verfügung gestanden[1]).

Indem ich dies schreibe, stehen sie noch heute leibhaftig vor meinem inneren Auge, die Gestalten aller der Männer, die damals, jeder zu seinem Teil, sei es mittel- oder unmittelbar, zum Gelingen des Werkes beigetragen haben, das ohne sie nicht möglich gewesen wäre, oder die ich bei ihrer nur vorübergehenden Anwesenheit in Nancy kennen gelernt habe. Zum Teil habe ich ihre Namen bereits gelegentlich weiter oben genannt. Einzelne habe ich zu meinem Bedauern vergessen. Die Bilder der meisten schmücken mein Kriegsalbum, ich bewahre allen ein freundliches und dankbares Andenken und möchte ihnen, soviel an mir liegt, auch meinerseits wenigstens durch Erwähnung ihrer Namen ein bescheidenes Denkmal setzen. Es waren dies der bereits bei Erwähnung der Etappenkommandantur genannte Oberstleutnant z. D. Schartow, Major v. Kamptz und Leutnant Mathi. Zu der Kommandantur gehörte als Schreiber der Dessauer Landwehrmann Schmidt und Gefreiter Pulch. Zur bayrischen Bahnhofskommandantur gehörte Major Dambör, Hauptmann Hetterich und Hauptmann Reder. Von der Eisenbahnverwaltung war als höherer Beamter anwesend Oberbetriebsinspektor Hasse. Auf dem Bahnhof selbst leitete den Verkehr Bahnhofsinspektor Gödel. Eisenbahnbetriebskommissar in Epernay war der spätere Unterstaats-

---

1) Von den 3712 Ärzten des Feldheeres starben bis 30. Juni 71 = 66 (1,7 %), darunter 11 an Wunden. Verwundet wurden im ganzen 69 = 1,8 %. Der Prozentsatz der Erkrankten und Verwundeten zusammen betrug 16,3. Von sämtlichen mobilen Sanitätsformationen (durchschnittlich 20 489 Köpfe) wurden verwundet 67, erkrankten 8978 Angehörige. Von den Verwundeten starben 6, von den Kranken 781.

sekretär Exzellenz Fleck. Von der freiwilligen Krankenpflege nenne ich in bunter Reihenfolge, wie sie mir ins Gedächtnis kommen, die Namen Graf Solms-Baruth (den späteren Fürsten), ferner Graf Oriola von den Maltheser Rittern, Graf Wedel (Weimar), Landrat v. Röder, Gutsbesitzer Hävernick aus Mecklenburg, den späteren parlamentarischen Berichterstatter der National-Zeitung, jetzt verstorbenen Dr. phil. Nixdorf (Berlin), „Baumeister" Schilling (den Erbauer des Bahnhofs-Etappenlazaretts), Dr. Jakobsohn mit dem Kaisermantel, Dr. Grünewald (Berlin) mit Brille und mannshohem Schlachtschwert, Dr. Jung, Assistenzarzt a. D. Dr. Reinisch (Berlin), die bereits genannten Herren v. Rutenberg, v. Alten-Bockum (Kassel), Schenk v. Schweinsberg, Herrn Stuntz (mit Frau) aus Hamburg, nach dem Mannheimer Herrn Scipio nun auch einen Herrn Caesar und endlich den alten, biederen Bevilaqua aus München, der in seiner aus bayrischen Uniformstücken nach eigener Phantasie zusammengestellten Uniform mindestens so aussah wie ein kommandierender General, sowie die Herren Gützlaff und Schulze. Kennen gelernt habe ich die Herren Leutnant v. Zedlitz und Leutnant Winkler, letzteren vom 1. Königlich sächsischen Landwehrbataillon. Gendarmeriekommandeur war Major Eltester, der Name unseres hünenhaften Armeegendarmen ist mir leider entfallen, ebenso der unserer alten Lazarettköchin (mit ihren beiden Gehilfinnen Anna Viet und Marie Wander). Beim Ablassen der Krankenzüge stand mir besonders der als Lazararettinspektor reaktivierte hessische Hauptmann v. Reinhardt zur Seite. Zeitweise erschien auf dem Bahnhof Graf Renard, der damalige deutsche „Präfekt" von Nancy. Der bayrische Regimentsarzt Ris mit seinem wundervollen Charakterkopf ist mir ganz besonders im Gedächtnis geblieben. Schließlich nenne ich die Fürther und die Frankfurter freiwillige Sanitätskolonne, ohne mich genauer ihrer einzelnen Mitglieder zu entsinnen. Mein Vorschlag, den Herren v. Alten-Bockum und Dr. Nixdorf das Eiserne Kreuz 2. Klasse am weiß-schwarzen Bande zu verleihen, fand höheren Orts Berücksichtigung. Die Mehrzahl der hier genannten Männer in hervorragender oder sonst maßgebender Stellung deckt heut wohl Rasen und Efeu, da sie schon damals, vor 44 Jahren, in gereiftem Alter standen.

Mit dem Frühling wurde es in Nancy ruhiger, ich besuchte das große Lazarett in Versailles und das aus lauter Güterwagen zusammengestellte Waggonlazarett in Metz. Auch Toul sah ich. Dann wurde ich heimbeordert, sah mir auf der Rückfahrt Straßburg an und hielt endlich als inzwischen wohlbestallter Stabsarzt am 7. Mai 1871 meinen Einzug in die neue Reichshauptstadt, in welche vorher der König von Preußen als erster Hohenzollernkaiser an der Spitze seiner siegreichen Truppen eingezogen war (17. März 1871). Mit Ausnahme meiner Dessauer Regimentsarztzeit hatte ich dann das Glück, bis zu meiner Verabschiedung in Berlin zu verbleiben, zuletzt in der Eigenschaft als Garnisonarzt. 1873 waren wir Sanitätsoffiziere geworden.

Meine Kameraden und Kollegen bei den Truppen, Sanitätsdetachements und Feldlazaretten haben es gewiß oft schwerer gehabt als ich in ihrem Rücken — auf Rosen bin ich „dahinten" gerade auch nicht gebettet gewesen, das können sie mir glauben. Ruhepausen, wie sie bei der kämpfenden Armee zwischen den Schlachten und Gefechten, sowie auf dem Marsche vorkommen, gab's für mich wochen- und monatelang nicht, und dabei war der Winter auch für mich lang und streng. Trotzdem werde ich auf die Nancyer Tage stets mit einer gewissen Genugtuung zurückblicken und sie bis zuletzt in meinem Gedächtnis bewahren. Eben schlage ich ein kleines, nur wenige Seiten starkes Büchlein in Taschenformat auf, das sich „L'interprète" nennt und ich in Chalons gekauft habe. Es enthält in deutscher und französischer Sprache möglichst kurz gefaßt alle Fragen, Antworten und Redensarten, deren sich der französische Soldat in Deutschland bedienen sollte — er hat es nicht gebraucht. Beim Durchblättern dieses Büchelchens und indem ich mein Kriegsalbum aufschlage, wird die Vergangenheit wieder Gegenwart, mancher Schatten steigt vor mir auf, und ehe ich mich dessen versehe, ist mir unbemerkt die Zeit davongelaufen.

Zum Schluß kann ich es mir nicht versagen, einige heitere Episoden und andere Intermezzos zum Besten zu geben, die auch bei allem Ernst des Krieges und in der Zeit schwerer Not nicht ausblieben. Man sagt: Ende gut, alles gut; — möge es hier der Fall sein!

Als das Etappenkommando mit einem Militärzuge von Mannheim nach Nancy reiste, auf welcher Fahrt wir beim Passieren von Saverne (jetzt Zabern) nicht verfehlten, der Gräfin, die einst „so sanft, so gut" war, einen Gruß zuzuwinken, saß mir gegenüber ein älterer reaktivierter Stabsoffizier. Er machte gar kein Hehl daraus, daß er, nachdem er schon einmal einen Eisenbahnzusammenstoß erlebt habe, sich eines gewissen Angstgefühls vor einem neuen ähnlichen Unglück nicht erwehren könne. Es war schon dunkel, als der Zug langsam vorwärts kroch, da man ja nicht wissen konnte, ob nicht etwa die Schienen aufgerissen waren. Da — plötzlich ein Krach, und der Zusammenstoß war da! Mit den Worten: „Gott sei Dank, Doktor, jetzt haben wir's! Ich bin erlöst!" fällt mir der Major durch den Ruck in die Arme und um den Hals. So lastet die Furcht vor einem kommenden Unglück oft schwerer auf der menschlichen Seele als das Unglück selbst, wenn es da ist. Der Wagen, auf den wir aufgestoßen waren, war ein Waggon mit Liebesgaben der freiwilligen Krankenpflege, die zum großen Teil aus Schokolade bestanden. Es war im Januar 1871, in der Zeit, in welcher Garibaldi beabsichtigte, uns in den Rücken zu fallen, zwischen Nancy und Straßburg durchzubrechen und uns so die Verbindung nach Deutschland abzuschneiden, ferner die Zeit der nächtlichen Sprengungen von Eisenbahnbrücken durch Franktireurs, um deutsche Militärzüge verunglücken zu lassen[1]). Um diesem Frevel nach Möglichkeit vorzubeugen, war von oben her der Befehl ausgegeben worden, daß auf der Maschine jedes Militärzuges ein angesehener französischer Bürger mitzufahren habe, damit die Herren Franktireurs wüßten, es gehe zunächst einem der Ihrigen an den Kragen, falls sie ihr hinterlistiges Handwerk fortsetzten. Unser braver Armeegensdarm hatte diesen Befehl auch auf Rangierzüge innerhalb der Bahnhofsanlagen bezogen und sich nach Maßgabe einer ihm ausgehändigten Liste jedesmal dazu einen Angesehenen gelangt. Ich komme in die stattliche Nancyer Bahnhofshalle. Langsam fährt ein Rangierzug durch sie hin und her. Neben dem Lokomotivführer steht ein angesehener Bürger der Stadt, ein kleiner, dicker, etwas cholerischer Herr. Auf dem Bahnsteig lustwandelt ein schmucker deutscher Herr im

---

[1]) Vgl. Seite 30.

Zivil, einer der verhaßten Prussiens, an seinem Arm eine ebenso schmucke, junge Französin, die Tochter des Angesehenen. Der Zug scheint stehen bleiben zu wollen, der Herr an der Seite des Lokomotivführers will von der Maschine ab- und dem maudit Prussien an den Hals springen, um seine ungeratene Tochter Mores zu lehren, muß aber mit dem Ausdruck der Verzweiflung händeringend sein etwas lebensgefährliches Vorhaben aufgeben, um nicht unter die Räder zu kommen, denn im entscheidenden Augenblick gibt der neckische Lokomotivführer (oder war es Zufall?) Volldampf voraus. Diese Komödie wiederholt sich ein paarmal, und wir können nur dazu schmunzeln. Trotz allen Schimpfens und Fluchens des beleidigten Herrn Papas sollen der Verhaßte und das halb verwaiste, schlecht bewachte Mädchen später einander geheiratet haben. — Ein andermal — wir hatten Quartier im Hôtel de Paris genommen — ruft mich die Wirtin zu Hilfe: Mein **Kuhlbars** und mit ihm noch ein anderer Bursche hätten ihr das Mittagessen an den Kopf geworfen, weil es röche. Was fand ich? Reis mit holländischer Sauce und Parmesankäse! So gehts aber! Was versteht der Bauer von Gurkensalat? — In demselben Hotel hatte sich — ich weiß nicht mehr, in welcher Eigenschaft — ein Herr v. **Plessen** einquartiert. Er bekommt Besuch von einer französischen Schönen. Diese sucht auf dem dunklen Korridor umher, trifft den Königlich Sächsischen Burschen des Königlich Sächsischen Leutnants **Winkler** und sagt zu ihm: „Pardon, Monsieur, mais je cherche un officier, nommé **Plessen**", wobei sie die letzte Silbe des Namens besonders betont. „Wie meinen Sie?", meint der biedere Sachse. „Plessiert? Hier nix plessiert! Da müssen Sie sich schon gütigst im Lazarett bemühen." —

Ich frage einen bayrischen Landwehrmann, der als Kranker in die Heimat zurückgeschickt werden soll, wohin er wohl möchte? „Wann's net geniert", antwortet er, die Hand an die Mütze gelegt, „möcht' i bitten na Nürnberg." „So?" sage ich im Scherz, „weiter nicht?" Worauf er wieder die Hand an die Mütze legt und treuherzig erwidert: „Alsdann möcht' i bitten na München." — Die Sanitätszüge waren die Rettungsbote, welche die Heimat nach ihren verwundeten und kranken Kriegern ausgesandt hatte, und dankbaren Herzens begab sich der schiffbrüchig Gewordene an Bord derselben, in der Hoffnung, alles müsse sich wieder zum Besten wenden, wenn er nur wieder daheim wäre. Wenn dann gelegentlich einmal die Zeit drängte und Not an Mann war, griff ich, wie es selbstredend meine verdammte Pflicht und Schuldigkeit war, auch wohl selbst mit zu, legte Hand ans Werk und lud mir einen verwundeten Landsmann auf den Buckel, um ihn über die Geleise zum Zuge zu tragen, damit er die Abfahrt nicht versäume. Bei solchem Tun bin ich in meinem dunklen, allerdings nicht mehr ganz gesellschaftsfähigen schwarzen Paletot ohne Abzeichen mehr als einmal für einen Eisenbahn-Unterbeamten gehalten und einmal von einem, durch den Krieg nervös gewordenen Landwehroffizier ganz gehörig angeschnauzt worden, weil er absolut noch mit dem Sanitätszuge fortwollte, was ich jedoch nicht zugab, weil er den einzigen noch freien, bereits für einen Schwerverwundeten bestimmten Platz beanspruchte. Um Eindruck auf mich zu machen, bezeichnete er sich als Bataillonskommandeur, es stellte sich jedoch heraus, daß er nie ein Bataillon gehabt, sondern nur einmal eine kurze Zeit einen Hauptmann vertreten hatte. Er kam später mit einem Krankenzug fort. In derselben

Gestalt, als vermeintlicher Eisenbahn-Unterbeamter, bekam ich auch einmal einen eigentümlichen Vor- und Nachgeschmack von der damals sprichwörtlich gewordenen Höflichkeit eines bekannten kommandierenden Generals aus dem fernen Osten, der während des Waffenstillstands durch Nancy kam und sich hier einige Zeit auf dem Bahnhof aufhielt. Als er hörte, daß ich dem notorisch kein deutsches Wort sprechenden französischen früheren Bahnhofsvorsteher eine höfliche kurze französische Antwort gab, hauchte er mich an, als ob ich ein Verbrechen begangen hätte. Wie ich die Stirn haben könnte, in seiner Gegenwart französisch zu sprechen! Natürlich hatte ich nichts anderes zu tun, als den Mund zu halten, so daß es mir bis heute zweifelhaft geblieben ist, wie es mit dem Französisch Sr. Exzellenz bestellt war, und ob er meine Antwort: „Pas encore" (auf Deutsch: noch nicht) überhaupt verstanden, oder nicht vielmehr einen Hochverrat dahinter vermutet hatte. Als ich hinterher unter einer Eisenbahnbrücke durchging, wurde, was mir übrigens öfter passierte, von oben her von unsichtbarer Hand ein nicht ganz leichter Stein nach mir geworfen, ohne daß er mich jedoch glücklicherweise traf, aber auch ohne daß je der Täter ermittelt werden konnte. — Als allerletztes die Erinnerung an das Weihnachtsfest 1870, das ich in Verbindung mit dem weiter oben genannten Herrn Schenk v. Schweinsberg für uns alle arrangierte, indem ich zunächst mittels eines Laufzettels in Versen zu Geldbeiträgen aufforderte. Als die Beiträge (ich besitze die Liste noch) in genügender Menge eingelaufen waren, machte ich mit Herrn v. Schweinsberg die nötigen Einkäufe, wir putzten einen Tannenbaum aus, und als die Zeit gekommen war, verkleideten wir uns als Mann und Frau, um schließlich in dem großen Wartesaal des Bahnhofs mit eigens dazu von mir fabrizierten Knittelversen die Geschenke unter die Versammlung zu verteilen. Es bekam jeder sein Teil. Die beiden letzten Zeilen dieses Weihnachtspoems, mit denen ich endgültig schließe, lauteten mit einem Klebreim:

„Die Zeit, ward uns auch lang sie,
Es war doch schön in Nancy."

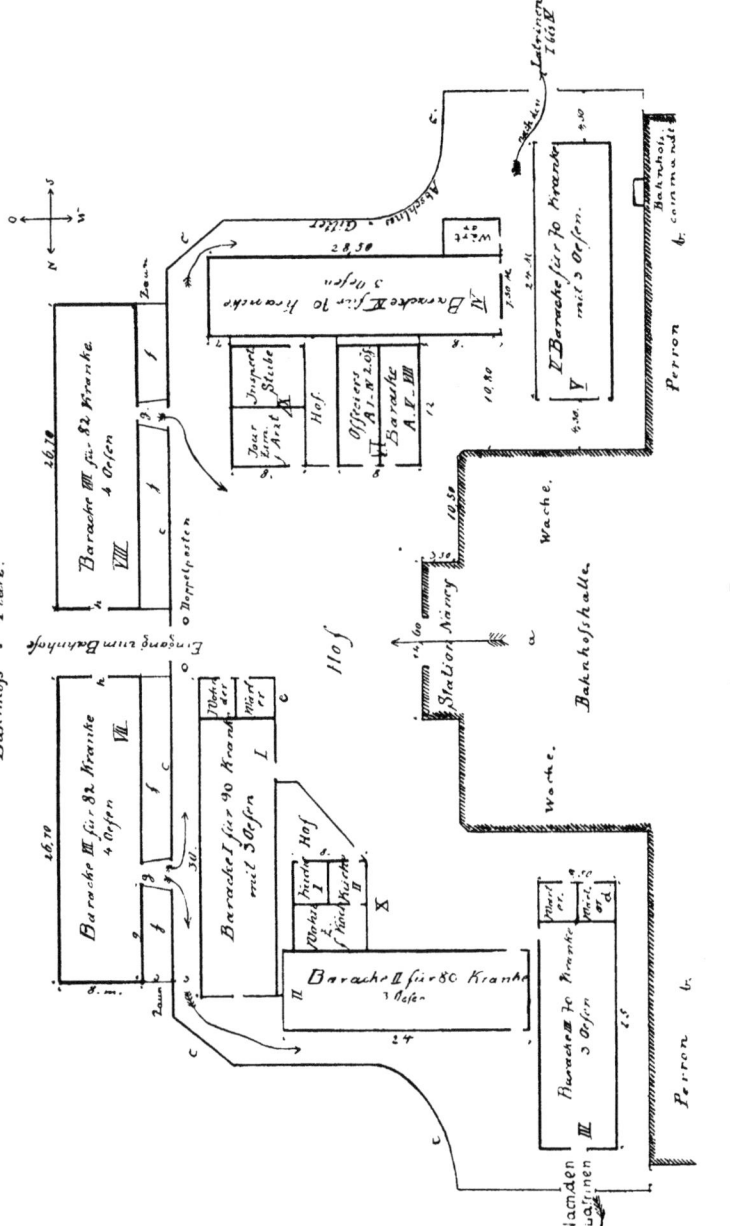

MIX
Papier aus verantwortungsvollen Quellen
Paper from responsible sources
FSC® C105338

If you have any concerns about our products,
you can contact us on
ProductSafety@springernature.com

In case Publisher is established outside the EU,
the EU authorized representative is:
**Springer Nature Customer Service Center GmbH
Europaplatz 3, 69115 Heidelberg, Germany**

Printed by Libri Plureos GmbH
in Hamburg, Germany